全国职业院校烹饪专业教材

# 饮食营养与卫生习题册

王爱明　主编

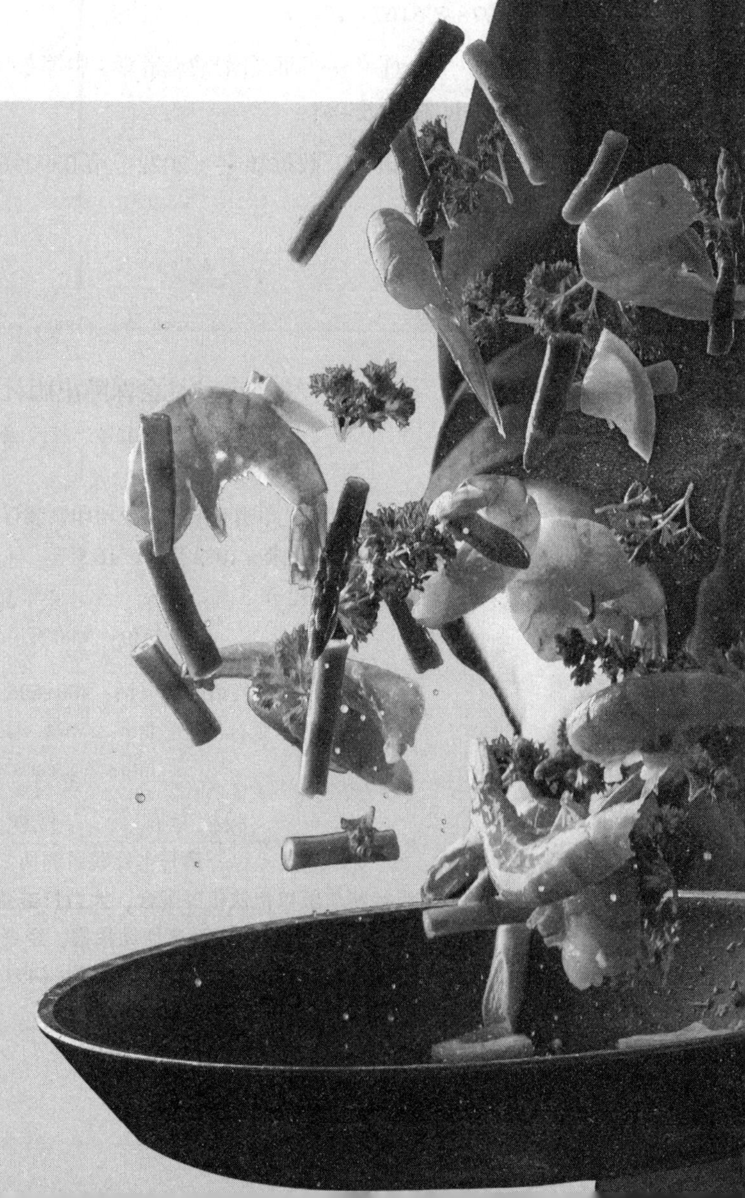

中国劳动社会保障出版社

## 简 介

本书为全国职业院校烹饪专业教材《饮食营养与卫生》的配套习题册。本书题型设计多样，包括填空题、判断题、选择题、名词解释、简答题、论述题等，力求充分体现教材的重点和难点，反映实际工作中将接触的具体问题，使学生能够掌握有关知识和原理，并具有解决实际问题的能力。

本书由王爱明任主编，陈慧婵、经晶参与编写。

图书在版编目（CIP）数据

饮食营养与卫生习题册 / 王爱明主编 . -- 北京：中国劳动社会保障出版社，2022

全国职业院校烹饪专业教材

ISBN 978-7-5167-5174-9

Ⅰ. ①饮… Ⅱ. ①王… Ⅲ. ①饮食营养学 - 中等专业学校 - 习题集②饮食卫生 - 中等专业学校 - 习题集 Ⅳ. ①R155-44

中国版本图书馆 CIP 数据核字（2022）第 039296 号

**中国劳动社会保障出版社出版发行**

（北京市惠新东街 1 号 邮政编码：100029）

*

北京市科星印刷有限责任公司印刷装订 新华书店经销

787 毫米 × 1092 毫米 16 开本 4.5 印张 82 千字

2022 年 3 月第 1 版 2024 年 12 月第 4 次印刷

**定价：9.00 元**

营销中心电话：400-606-6496

出版社网址：http://www.class.com.cn

http://jg.class.com.cn

# 目录

# 绪　论

## 一、填空题

1. 食物的________、________和________是食物必须具备的三项要素。

2. 食品对人体具有________功能、感官功能和________功能。

3. 营养素包括________、脂类、________、水、维生素和________六类。

4. 中国营养学会根据我国居民的膳食结构特点于2000年提出了中国居民膳食营养素____________，以指导我国居民合理饮食。它包括四项内容，即平均需要量、____________、____________和可耐受最高摄入量。

5. 明代李时珍所著的《____________》对饮食营养与卫生有重要的指导作用。

6. 食物是指可供人类____________的物品。

7. 2014年，我国发布了《中国____________发展纲要（2014—2020年）》，以改善我国居民营养状况，提高居民健康水平。

## 二、判断题

1. 生肉不能称为食物，只能称为食品，而熟肉既是食物，又是食品。（　　）

2. 食品污染与食品腐败变质是营养学研究的主要内容。（　　）

3. 推荐摄入量与平均需要量代表的含义是相同的。（　　）

4. 食品的绝对安全性是食品对人体绝对没有危害的一种承诺。（　　）

5. 营养素的生理作用可概括为构成机体组织、提供能量、调节生理机能等。（　　）

6. 食品是指各种供人食用或饮用的成品、原料，以及按照传统既是食品又是药品的物品，但不包括以治疗为目的的物品。（　　）

7. 营养可以用来表示食物中营养素含量的多少和质量的好坏。（　　）

8. 1995年，我国颁布了《中国营养改善行动计划》。（　　）

9. 推荐摄入量可满足某一特定群体中绝大多数（97% ~ 98%）个体的需要。（　　）

## 三、单项选择题

1. 关于膳食质量的衡量标准，以下说法正确的是（　　）。

A. 营养是前提，烹饪是目的，感官是条件，卫生是保障

B. 感官是前提，烹饪是目的，卫生是条件，营养是保障

C. 卫生是前提，营养是目的，感官是条件，烹饪是保障

D. 烹饪是前提，营养是目的，感官是条件，卫生是保障

2. 下列选项中，(　　) 是《黄帝内经》中提出的观点。

A. 五谷为养，五果为助，五畜为益，五菜为充

B. 五畜为养，五谷为益，五果为助，五菜为充

C. 五畜为养，五菜为益，五谷为助，五果为充

D. 五谷为养，五畜为益，五菜为助，五果为充

3. 当机体营养严重不足及长期缺乏某些营养素时，不会出现的症状是 (　　)。

A. 夜盲症　　B. 眼干燥症　　C. 糖尿病　　D. 佝偻病

4. 下列选项中，表示平均每日可以摄入某种营养素的最高量的是 (　　)。

A. EAR　　B. RNI　　C. AI　　D. UL

## 四、名词解释

1. 营养

2. 营养素

3. 食品卫生

4. 食品安全

5. 营养学

6. 食品卫生学

## 五、简答题

1. 当人体营养状况良好时，营养对人体的影响可概括为哪几个方面?

2. 什么是食品的调节功能? 它在日常生活中有哪些应用?

## 六、论述题

1. 简述学习“饮食营养与卫生”这门课程的目的。

2. 简述机体营养不良对健康的影响。

# 第一章　营养学基础知识

一、填空题

1. 根据氨基酸营养作用不同，可将其分为两类，一类是______________，另一类是______________。

2. 根据蛋白质营养价值的高低，可将蛋白质分为____________、____________和____________三类。

3. 儿童缺钙易患________腿病，成人缺钙易患________症。

4. 维生素按溶解性不同可分为________维生素和________维生素两类。

5. 根据脂类结构和功能不同，一般可将其分为__________、磷脂和________三类。

6. 人体缺________是患克山病的主要原因。

7. 人类膳食中最基本和最丰富的碳水化合物是________。

8. 脂肪营养价值的高低主要取决于脂肪的消化吸收率、____________的含量和____________的含量。

9. 碳水化合物和脂肪不能代替蛋白质的原因是其分子中不含________元素。

10. 人体血液中的________含量低时，手足会出现抽搐。

11. 人体缺乏________时会出现多处出血。

12. 消化系统由________和________两部分组成。

13. 人体中的________是消化食物和吸收营养素的主要场所。

14. 食物中的蛋白质能够被人体消化酶分解的程度称为________________。

15. 脂溶性维生素一般包括维生素 A、________、维生素 E 和________。

16. 水溶性维生素一般包括________和________。

17. 植物油脂中不饱和脂肪酸含量较多，常温下呈________态。动物油脂中饱和脂肪酸含量较多，常温下呈________态。

18. 人体对能量的需要量因受劳动种类、________、________、性别和________等因素的影响而有所不同。

19. 食物的消化包括____________和____________两个过程。

20. 脂肪酸分为____________、____________、____________三类。

21. 产能营养素之间的关系表现为________和________对蛋白质的节约作用。

22. 食物中存在的膳食纤维会________蛋白质的消化率。

23. 碳水化合物的主要来源是________和__________等富含淀粉的食物，如大米、面粉、玉米、小米、甘薯、土豆等。

24. 维生素 E 又称抗不孕维生素，在人体内主要发挥__________作用，是一种很强的___________。

25. 蛋白质、________和________被称为三大产能营养素。

## 二、判断题

1. 氨基酸是构成蛋白质的基本单位。（　　）
2. 异食癖是缺乏铁的典型症状。（　　）
3. 人体内的脂肪除靠食物提供外，还可以在体内合成。（　　）
4. 缺乏维生素 A 易患夜盲症和眼干燥症等疾病。（　　）
5. 地方性甲状腺肿是碘缺乏病的典型症状。（　　）
6. 构成人体内无机盐的常量元素主要有钙、镁、钾、钠、硫、磷、氯 7 种。（　　）
7. 动物蛋白和植物蛋白一样，易被人体消化吸收。（　　）
8. 大多数植物油脂在室温下呈液态。（　　）
9. 维生素 A 属于水溶性维生素，烹调维生素 A 含量丰富的食物时需要多加水。（　　）
10. 人可通过晒太阳获得维生素 D。（　　）
11. 维生素 E 具有止血作用，常用作止血剂。（　　）
12. 维生素 B 属于脂溶性维生素，在食物中分布广、含量大。（　　）
13. 维生素 C 遇铁易被破坏，但遇铜很稳定。（　　）
14. 人体对无机盐的补充主要是通过机体自身合成。（　　）
15. 食物主要是在口腔内进行消化。（　　）
16. 维生素 $B_1$ 缺乏症常表现为多发性神经炎。（　　）
17. 果糖、葡萄糖和乳糖是营养学上重要的三种单糖。（　　）
18. 饴糖的主要成分是蔗糖。（　　）
19. 过量摄入无机盐会对人体产生毒性作用。（　　）
20. 贝壳类海产品、红色肉类和动物内脏是锌的极好来源。（　　）
21. 蛋白质是生命的重要物质基础。（　　）
22. 人体对钙的吸收能力与年龄无关。（　　）
23. 植物性食物中的血红素铁可直接被人体吸收。（　　）

24. 人熟睡后不会再消耗能量。 (　　)
25. 膳食纤维不能被人体消化，因此它不是人体必需的营养素。 (　　)
26. 膳食纤维具有促进肠胃蠕动的作用，能够被机体消化、吸收。 (　　)
27. 钙能提高神经肌肉的兴奋性。 (　　)
28. 维生素 C 能促进肠道内铁的吸收，有利于治疗缺铁性贫血。 (　　)
29. 基础代谢所消耗的能量占人体一天全部消耗能量的 30% 左右。 (　　)
30. 自然界中，任何一种食物都不能含有人体所需的全部营养素。 (　　)
31. 维生素 C 的主要食物来源是蔬菜和水果。 (　　)
32. 胆固醇广泛存在于动物性食物中，人体自身也能合成。 (　　)
33. 非必需氨基酸是人体中可有可无的氨基酸。 (　　)
34. 人体能量供耗不平衡会导致发胖。 (　　)
35. 维生素 C 可提高机体免疫力。 (　　)
36. 镁对人体心脏的功能具有很好的调节作用。 (　　)
37. 缺乏锌最常见的症状是自发性味觉减退、异食癖等。 (　　)
38. 必需脂肪酸最好的食物来源是奶油。 (　　)

## 三、单项选择题

1. 根据我国居民的饮食习惯，我国居民最重要的能量来源是 (　　)。

A. 蛋白质　B. 脂肪　C. 碳水化合物　D. 维生素

2. 蔬菜中能转化成维生素 A 的成分是 (　　)。

A. 叶绿素　B. 核黄素　C. 胡萝卜素　D. 糖原

3. 下列食物中，富含维生素 $B_1$ 的一组是 (　　)。

A. 虾皮、海带、牛奶　B. 米麦、酵母、芹菜

C. 动物内脏及新鲜绿叶蔬菜　D. 牛奶、海蜇、虾仁

4. 为人体提供铁的最佳食物是 (　　)。

A. 动物肝脏　B. 鸡蛋　C. 牛奶　D. 木耳

5. 为预防患脚气病，人们应该经常吃 (　　)。

A. 精白米面、甜点心　B. 干豆类、动物肝脏

C. 鱼虾、粉条　D. 猪肚、橘汁

6. 在食物中的含量不高，但人体自身可以合成的维生素是 (　　)。

A. 维生素 A　B. 维生素 $B_1$　C. 维生素 C　D. 维生素 D

7. 下列元素中，(　　) 是微量元素。

A. 铁　B. 钙　C. 磷　D. 硫

8. 为防止地方性甲状腺肿，通常把碘加进当地居民的（　　）中。

A. 食盐　B. 大米　C. 味精　D. 饮料

9. 佝偻病是一种营养缺乏病，易患此病的人群是（　　）。

A. 老年人　B. 儿童　C. 孕妇　D. 成年男子

10. 获得维生素 D 最经济的方法是（　　）。

A. 晒太阳　B. 喝牛奶

C. 口服浓缩鱼肝油　D. 吃动物肝脏

11. 下列各组食物中，维生素 C 含量最高的一组是（　　）。

A. 梨和苹果　B. 酸枣和山楂　C. 豆芽和青菜　D. 西红柿和桃

12. 早餐不容忽视，人们在早餐中除应摄入碳水化合物外，还应重点摄入（　　）。

A. 蛋白质　B. 淀粉　C. 纤维素　D. 脂肪

13. 缺乏维生素 A 易患（　　）。

A. 脂溢性皮炎　B. 癞皮病　C. 毛囊角化症　D. 角膜炎

14. 下列食品中，含膳食纤维最多的是（　　）。

A. 山楂糕　B. 牛肉　C. 肉皮冻　D. 羊肉

15. 下列食品中，主要用来为烘烤制品上色的是（　　）。

A. 蜂蜜　B. 饴糖　C. 糖精　D. 酱油

16. 不能向机体提供能量的营养素是（　　）。

A. 蛋白质　B. 脂肪　C. 无机盐　D. 碳水化合物

17. 水占成年人体重的（　　）左右。

A. 40%　B. 50%　C. 60%　D. 80%

18. 利用蛋白质的（　　）作用，可以提高混合食物中蛋白质的营养价值。

A. 互补　B. 变性　C. 强化　D. 凝固

19. 碳水化合物主要是由（　　）三种元素组成的。

A. 碳、氢、氧　B. 碳、氮、氢　C. 氧、氢、氮　D. 碳、氮、硫

20. 人体血糖的主要构成成分是（　　）。

A. 果糖　B. 蔗糖　C. 麦芽糖　D. 葡萄糖

21. 果糖是最甜的天然碳水化合物，在（　　）中含量丰富。

A. 葡萄　B. 西瓜　C. 苹果　D. 蜂蜜

22. 下列物质中，（　　）不能为人体生命活动提供能量。

A. 纤维素　B. 淀粉　C. 肌糖原　D. 肝糖原

23. 下列选项中，（　　）属于不完全蛋白质。

A. 大豆蛋白　B. 牛蹄筋　C. 蛋清　D. 麦谷蛋白

24. 下列有关微量元素的叙述中，错误的是（　　）。
A. 微量元素是机体所必需的，但需要量很少
B. 微量元素是维持人体生命活动所不可缺少的
C. 微量元素是占人体重量万分之一以下的元素
D. 人体内全部微量元素之和仅占人体重量的 0.01%
25. 下列元素中，（　　）属于微量元素。
A. 铁、硫　B. 硒、磷　C. 镁、钼　D. 碘、锌
26. 乳糖是由葡萄糖和（　　）构成的。
A. 半乳糖　B. 多糖　C. 果糖　D. 单乳糖
27. 缺乏（　　）可导致贫血。
A. 维生素 C　B. 维生素 D　C. 叶酸　D. 烟酸
28. 人体内（　　）的铁分布于血红蛋白中。
A. 0.2% ~ 1%　B. 3%　C. 60% ~ 70%　D. 90% 以上
29. 下列食物中，（　　）的维生素 E 含量最丰富。
A. 水果　B. 蔬菜　C. 植物油脂　D. 肉类
30. 人体获取能量的基本形式是吸收（　　）。
A. 果糖　B. 麦芽糖　C. 葡萄糖　D. 淀粉
31. 下列食物中，（　　）缺乏维生素 $B_1$。
A. 谷类　B. 蛋类　C. 肉类　D. 果蔬
32. 维持人体基本生命活动的能量消耗是（　　）。
A. 体力活动耗能　B. 基础代谢
C. 非体力活动耗能　D. 食物热效应耗能
33. 下列物质被消化时，在口腔中会发生变化的是（　　）。
A. 淀粉　B. 脂肪　C. 蛋白质　D. 维生素
34. 胆汁是由（　　）分泌的。
A. 肝脏　B. 胆囊　C. 胰腺　D. 肠腺
35. 人体的解毒器官主要是（　　）。
A. 心脏　B. 肝脏　C. 肾脏　D. 脾脏
36. 产热量最高的营养素是（　　）。
A. 蛋白质　B. 脂肪　C. 碳水化合物　D. 糖原
37. 蛋白质消化率最高的食物为（　　）。
A. 肉类　B. 蛋类　C. 米饭　D. 面包
38. 油脂能溶解的维生素是（　　）。

A. 维生素 $B_1$　B. 维生素 C　C. 维生素 E　D. 维生素 $B_2$

39. 人体吸收植物油脂与吸收动物油脂相比（　　）。

A. 更容易　B. 更难　C. 难度基本一样　D. 难度不一定

40. 正常成年人每天平均应摄入（　　）mL 左右的水。

A. 500　B. 1 000　C. 2 500　D. 4 000

41. 下列氨基酸中，（　　）全部属于必需氨基酸。

A. 谷氨酸、赖氨酸、异亮氨酸　B. 苯丙氨酸、胱氨酸、色氨酸

C. 亮氨酸、苯丙氨酸、苏氨酸　D. 谷氨酸、缬氨酸、赖氨酸

42. 下列各组中，（　　）全部属于脂溶性维生素。

A. 维生素 A、维生素 D、维生素 C　B. 维生素 E、维生素 K、维生素 D

C. 维生素 A、叶酸、维生素 E　D. 维生素 D、维生素 $B_1$、维生素 E

43. 下列食物中，（　　）是膳食纤维的最好来源。

A. 豆类和水果　B. 蔬菜和谷物

C. 肉类和蔬菜　D. 蔬菜和水果

44. 在烹饪中，如果能使食物中的蛋白质尽可能多地水解成氨基酸，就可以提高食物中蛋白质的（　　）。

A. 分子消化率　B. 消化率

C. 吸收率　D. 吸收水平

45. 下列食物中，（　　）有助于钙的吸收。

A. 富含磷的食物　B. 谷物

C. 富含草酸的蔬菜　D. 富含维生素的食物

46. 膳食中（　　）是优质蛋白质的主要来源。

A. 蔬菜、谷物、肉类　B. 肉类、水果、豆类

C. 肉类、豆类、蛋类　D. 肉类、谷物、豆类

47. 钙是人体内含量最多的一种无机盐，其中 99% 集中在（　　）中。

A. 骨骼和牙齿　B. 软组织和细胞外液

C. 骨骼和软组织　D. 牙齿和血液

48. 预防人群碘缺乏病最方便、最实用的措施是（　　）。

A. 在食盐中加入碘　B. 在食用油中加入碘

C. 清除其他致甲状腺肿的物质　D. 提高钙的重碳酸盐总量

49. 又称尼克酸、维生素 PP、抗糙皮病维生素或抗癞皮病维生素的是（　　）。

A. 叶酸　B. 植酸

C. 烟酸　D. 泛酸

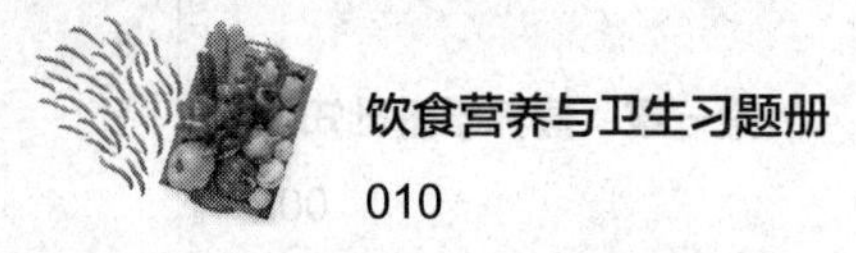



## 四、名词解释

1. 消化

2. 吸收

3. 必需氨基酸

4. 能量系数

5. 基础代谢率

6. 食物特殊动力作用

7. 蛋白质的互补作用

8. 维生素

9. 常量元素

10. 微量元素

## 五、简答题

1. 成年人所需的必需氨基酸有哪几种?

2. 蛋白质是如何分类的？各类蛋白质之间有何区别?

3. 如何利用蛋白质的互补作用提高食物的营养价值?

4. 碳水化合物是如何分类的？它们各自包括哪些主要的糖?

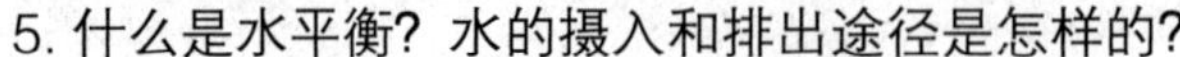

5. 什么是水平衡？水的摄入和排出途径是怎样的？

6. 人体能量的消耗包括哪几个方面？

7. 消化系统是由哪些部分组成的？

## 六、论述题

1. 脂类营养不良对人体健康有哪些影响？

2. 试述蛋白质、碳水化合物、维生素 A 和水对人体的生理作用。

3. 影响钙吸收和铁吸收的因素各有哪些?

4. 能量对人体健康的影响有哪些?

# 第二章　烹饪原料的营养价值

## 一、填空题

1. 谷类由________、________、________和胚芽四部分组成。

2. 大豆富含蛋白质，含量约为________。其脂肪含量也很丰富，约为________。

3. 肉类味道鲜美且有别于其他食物，主要是因为肉类中含有____________。

4. 食用油脂按其来源分为__________和__________两类。

5. 谷类中的碳水化合物主要是________，集中分布于胚乳。

6. 谷粒中的维生素 E 主要分布于________中。

7. 牛乳与人乳相比，牛乳乳糖的含量________，人乳乳糖的含量________。

8. 牛乳避光保存可降低维生素的________。

9. ________是酒精含量最低的一种发酵酒。

10. 鸡蛋黄是膳食中常量元素________和________的良好来源。

11. 海参是一种高________、低脂肪、低________的食品，是老年人的良好滋补品。

12. 食物营养价值的测算及评定主要从营养素的__________及________两个方面进行。

13. 蔬菜、水果中维生素的含量比较丰富，其中含量最多的是________和核黄素。

14. 动物性烹饪原料主要包括________、________、乳类和水产类等，是烹饪原料的重要组成部分。

15. 乳类的营养价值受动物品种、__________、__________、挤奶时间、运输和____________等因素的影响。

16. 根据酒精含量不同，可将酒分为低度酒、________和________三类。

17. 制汤时出现的浮沫，主要来自变性后的________及其他物质。

18. 食糖是用________、________等植物加工制成的一种最常用的甜味调味品。

19. 酱油按生产工艺和方法不同，可分为__________和__________两类。

20. 新鲜黄花菜含有__________，食用时要煮透，或在烹调前用热水泡数小时，否则这种物质在体内易被氧化生成____________，食用后易导致食物中毒。

21. 黑木耳是高铁食品，具有________和____________等作用，是一种重要的保健食品。

22. 鸡肝中________的含量比畜类肝脏高得多，是________患者理想的食疗食品。

## 二、判断题

1. 对于婴儿，人乳是一种较全面的食物。（　　）
2. 食醋的主要化学成分是醋酸，醋酸的含量一般在 3.5% 以上。（　　）
3. 一般每人每天摄入 10 g 左右食盐即可满足身体的需要。（　　）
4. 谷类中蛋白质含量为 8% ~ 12%。（　　）
5. 糊粉层位于谷皮和胚乳之间，含有丰富的无机盐和维生素。（　　）
6. 谷类在储存期间无机盐含量不会发生改变。（　　）
7. 白菜含有丰富的维生素 C 及钙、磷。（　　）
8. 肉类中蛋白质的含量一般为 10% ~ 20%。（　　）
9. 蔬菜的含水量为 70%。（　　）
10. 将豆浆煮熟了喝是为了去除豆腥味。（　　）
11. 鱼类的脂肪含量与其部位、年龄等有密切关系。（　　）
12. 蛋壳的主要成分是碳酸钙。（　　）
13. 米淘洗次数越多，无机盐和维生素的损失越多。（　　）
14. 鸡蛋中蛋黄的蛋白质含量比蛋清少。（　　）
15. 紫菜和海带在营养上的突出特点是含碘丰富。（　　）
16. 糖精营养价值高，且易被人体吸收。（　　）
17. 汤的鲜味浓厚，主要是原料中含氮浸出物溶于汤中的结果。（　　）
18. 幼小动物肉的含氮浸出物比成年动物肉的含氮浸出物要少。（　　）
19. 在口腔内咀嚼米面制品时能感觉到甜味是因为有蔗糖的产生。（　　）
20. 牛奶、鸡蛋和水果中都含有乳糖。（　　）
21. 动物油脂的必需脂肪酸含量一般比植物油脂高。（　　）
22. 煮食物的汤汁，如面汤、菜汤等，没有营养价值。（　　）
23. 油炸食品美味可口，其消化吸收率和营养素利用率较高。（　　）
24. 蔬菜宜先切后洗，这样不仅干净，而且维生素保存率高。（　　）
25. 谷类脂肪含量丰富，是我国居民摄入脂肪的主要来源。（　　）
26. 吃大豆过多易引起肠胀气，是因为大豆蛋白质含量过高。（　　）
27. 精白面粉中的蛋白质含量比标准粉高。（　　）
28. 苹果钾含量较高，是心脏病患者理想的食疗食品。（　　）
29. 鱼翅中的蛋白质营养价值较高。（　　）

30. 大蒜内含的大蒜素是有效的杀菌物质，对肠道内、呼吸道内及皮肤上的细菌都有很好的杀灭或抑制作用。（ ）

31. 玉兰片以鲜嫩的秋笋或春笋为原料，经加工干制而成。（ ）

32. 桂圆的鲜果称为龙眼，是我国特有的水果，被称为“益寿神品”。（ ）

33. 鸡蛋的蛋白质几乎能被人体全部吸收和利用。（ ）

34. 马铃薯中含有丰富的膳食纤维，可促进胃肠蠕动，疏通肠道。（ ）

35. 大豆蛋白是来自植物性食物的优质蛋白质，其谷氨酸含量丰富。（ ）

36. 味精的化学名称是氯化钠，它是由蛋白质水解或以淀粉为原料利用微生物发酵而制成的。（ ）

## 三、单项选择题

1. 从营养和外观的角度分析，下列食品中较理想的一种是（ ）。

A. 精面粉馒头　B. 标准粉馒头　C. 全麦粉馒头　D. 精面粉面条

2. 从获得钙、铁等营养素的角度分析，下列食品中营养价值较高的是（ ）。

A. 牛奶　B. 豆浆　C. 豆奶　D. 藕粉

3. 海带中含量最多的无机盐是（ ）。

A. 铁　B. 糖　C. 碘　D. 磷

4. 绿色蔬菜、橙黄色蔬菜等较浅色蔬菜富含（ ）。

A. 碳水化合物　B. 胡萝卜素　C. 蛋白质　D. 维生素

5. 下列食物中，属于高钙食物的是（ ）。

A. 禽肉类　B. 蛋类　C. 乳类　D. 大米

6. 被称为“中国蔬菜大王”的是（ ）。

A. 葱　B. 大白菜　C. 山药　D. 藕

7. 莲子中含量最多的无机盐是（ ）。

A. 铁　B. 糖　C. 碘　D. 磷

8. 蛋黄中含有丰富的（ ），它在体内可转化为乙酰胆碱。

A. 胆固醇　B. 卵磷脂　C. 低聚糖　D. 胆碱

9. 下列水果中，维生素 C 含量最高的是（ ）。

A. 山楂　B. 橘子　C. 苹果　D. 鲜桃

10. 下列甜味品中，营养价值最高的是（ ）。

A. 蔗糖　B. 糖精　C. 蜂蜜　D. 麦芽糖

11. 使大豆在人体内消化吸收率最高的烹调方法是（ ）。

A. 生炒　B. 煮制　C. 搅碎加工　D. 油炸

12. 动物内脏中，(　　) 的维生素和无机盐含量最丰富。

A. 心脏　　B. 肝脏　　C. 肾脏　　D. 脾脏

13. 下列豆类中，不属于大豆类的是 (　　)。

A. 黄豆　　B. 青豆　　C. 黑豆　　D. 赤豆

14. 黄酒是烹调菜肴专用的酒类调味品，主要起去腥臊异味和增加 (　　) 的作用。

A. 香味　　B. 苦味　　C. 甜味　　D. 咸味

15. 大豆中可防止动脉硬化的主要成分是 (　　)。

A. 卵磷脂　　B. 碳水化合物　　C. 无机盐　　D. B 族维生素

## 四、名词解释

1. 烹饪原料的营养价值

2. 植物性烹饪原料

3. 植物性干货原料

4. 含氮浸出物

5. 动物性干货原料

## 五、简答题

1. 烹饪原料是如何分类的？每一类各包括哪些主要品种？

2. 影响烹饪原料营养素质量的因素有哪些？

3. 豆类是如何分类的？每一类各有哪些营养特点？

4. 动物性干货原料有哪些营养特点？

5. 鱼翅和蹄筋的价格较高，其营养价值也高吗？为什么？

6. 米饭和馒头这两种食品，哪一种中钙、铁、锌的吸收率更高？为什么？

7. 为什么说豆类是谷类理想的互补食物?

## 六、论述题

1. 试述评定食物营养价值的意义。

2. 试述谷类的营养价值。

3. 试述蔬菜、水果的营养价值。

4. 试述蛋类的营养价值。

# 第三章　平衡膳食与营养食谱设计

## 一、填空题

1.《中国居民膳食指南》和____________对我国居民采用平衡膳食、获取合理营养和促进身体健康提出了指导性建议。

2. 常用的营养食谱设计方法有_______和___________。

3. 目前，我国批准使用的营养强化剂有_______多种。

4. 食物搭配不仅要_________，而且要_______。膳食既要能满足就餐者需要，又要防止过量。

5. 在安排膳食时，酸性食物和_______食物应保持一定的比例。

6. 饮食的最终目的是达到_________，满足机体_________的需要。

7. 动物性食物提供的_______和_______过高，而___________低，对一些慢性病的预防不利。

8. 给儿童、青年人补钙可以提高其_______，从而推迟人们发生___________的年龄。

9. 海水鱼所含的___________有降低血脂和防止血栓形成的作用。

10. ________与_________是控制体重的两个主要因素。

11. 钠的摄入量与_________发病率呈正相关关系，因而膳食中食盐不宜过多。

12. _____________是将具有不同营养特点的天然食物混合配制而成的一类强化食品。

13. 集体用餐要提倡_______制，减少疾病传染机会。

14. 副食中 2/3 的蛋白质由_______性食物提供，1/3 的蛋白质由_______性食物提供。

15. 我国目前的膳食结构属于以_______性食物为主、_______性食物为辅的膳食结构。

16. 编制食谱可以明显地反映出___________的好坏及___________是否符合平衡膳食的原则。

17. 设计食谱时，既要使膳食_______，又要照顾就餐者的_________，注重烹调方法，做到色、香、味、形俱佳。

18. 运动员总能量需要由________、运动、运动以外的活动和________决定。

19. 中国居民平衡膳食宝塔把平衡膳食的原则转化为各类食物的________，向居民推荐了平均每天各类食物的________。

## 二、判断题

1. 平衡膳食要求人们将食物粗细搭配，经常吃一些粗粮、杂粮等。（　　）

2. 世界卫生组织建议，每人每日食盐的摄入量以不超过 20 g 为宜。（　　）

3. 为老年人烹制食物时，应选择含胆固醇和脂肪酸多的食物。（　　）

4. 营养学常提到的“三高”即高热量、高脂肪（胆固醇）、高水分。（　　）

5. 牛奶所含的营养素比较均衡，可完全满足人体对各类营养素的需要。（　　）

6. 乳类除含丰富的优质蛋白质和维生素外，含钙量较高，且利用率也很高，是天然钙的极好来源。（　　）

7. 重体力劳动者的能量补充来源主要是蛋白质类食物。（　　）

8. 从营养配菜的角度来看，烧鱼时加入豆腐、粉皮不符合食物互补原则。（　　）

9. 保健食品以治疗疾病为目的，功效等同于药品。（　　）

10. 单一原料的荤菜与素菜配着吃，符合营养膳食的要求。（　　）

11. 肥肉为高能量、高脂肪食物，摄入量过多往往会引起肥胖，并且会引发某些慢性病，所以建议少吃。（　　）

12. 白酒可为人体提供能量，还能为人体补充维生素、无机盐等其他营养素。（　　）

13. 我国人口众多，各地经济、文化发展不平衡。目前居民营养不良与营养过剩同在，“贫困病”与“富裕病”并存。（　　）

14. 蛋类含胆固醇较多，一般每天食用不超过一个为好。（　　）

15. 由于谷类是我国居民碳水化合物的主要来源，因此，主食的数量主要根据各类主食原料中碳水化合物的含量确定。（　　）

16. 孕妇在妊娠期对碘的需要量增加，若摄入过多容易发生甲状腺肿。（　　）

17.《中国居民膳食指南》及中国居民平衡膳食宝塔中建议的各类食物的摄入量一般是指食物成熟后的重量。（　　）

18. 人体内的胆固醇有两种来源，一是来自膳食，二是在肝脏中合成。（　　）

19. 为了防治矿井、工厂等地易发生的职业病，可根据相关人员的工作特点配制强化食品。（　　）

## 三、单项选择题

1. 我国居民一般习惯一日三餐，两餐间隔（　　）小时较为合适。

A. 2 ~ 3　　B. 3 ~ 4　　C. 4 ~ 5　　D. 5 ~ 6

2. 中国居民平衡膳食宝塔建议，每日油的摄入量不超过（　　）g。

A. 25　　B. 35　　C. 40　　D. 65

3. 每日三餐能量分配的合理比例是早餐、午餐、晚餐的能量分别占（　　）。

A. 25%、50%、25%　　B. 25%、40%、35%

C. 30%、40%、30%　　D. 40%、40%、20%

4. 根据中国居民平衡膳食宝塔的建议，奶及奶制品、大豆及坚果类食物每日应分别摄入（　　）。

A. 300 g、25 g　　B. 150 g、50 g

C. 100 g、150 g　　D. 100 g、100 g

5. 对于我国学龄前儿童，通过摄入蛋白质所获能量占总能量需要量的（　　）较为合适。

A. 50%　　B. 20% ~ 30%　　C. 13% ~ 15%　　D. 5% ~ 10%

6. 三大产能营养素——蛋白质、脂肪、碳水化合物在每日三餐中所占的合理比例分别为（　　）。

A. 30%、40%、30%

B. 10% ~ 15%、30% ~ 40%、45% ~ 55%

C. 10% ~ 25%、25% ~ 30%、50% ~ 60%

D. 10% ~ 15%、20% ~ 30%、55% ~ 65%

7. 老年人不宜多吃（　　）。

A. 牛奶　　B. 动物肝脏　　C. 蔬菜　　D. 水果

8. 下列最适合生长发育期的青少年食用的菜肴是（　　）。

A. 糖醋排骨　　B. 菠菜豆腐　　C. 油炸鸡腿　　D. 炒青菜

9. 对老年人提供的蛋白质应做到（　　）。

A. 质高量多　　B. 质高量少　　C. 质低量少　　D. 质低量多

10. 一般从事中等体力劳动的成年人每日需要摄入粮食（　　）g。

A. 500 ~ 550　　B. 400 ~ 500　　C. 300 ~ 400　　D. 600 ~ 650

11. 用膳者一日三餐的能量供给量不是根据其（　　）确定的。

A. 劳动强度　　B. 年龄　　C. 食欲　　D. 性别

12. 老年人膳食中应含有生物学价值较高的优质蛋白质，一般认为优质蛋白质含量应占总蛋白质含量的（　　）。

A. 20%　　B. 30%　　C. 50%　　D. 70%

13. 老年人对（　　）的需要量较少。

A. 蛋白质　　B. 维生素　　C. 无机盐　　D. 能量

14. 下列疾病中，（　　）通常是由动脉硬化或血栓引起的。

A. 糖尿病　　B. 高血压　　C. 冠心病　　D. 高脂血症

15. 学龄前儿童的咀嚼和消化能力较成年人低，故学龄前儿童膳食不能（　　）。

A. 细嫩　　B. 刺激性太强　　C. 软熟　　D. 味道清淡

16. 我国建议，孕妇怀孕前 3 个月、第 4 ～ 6 个月、第 7 ～ 9 个月，蛋白质推荐摄入量分别增加（　　）。

A. 2 g、5 g、10 g　　B. 5 g、10 g、15 g

C. 5 g、15 g、20 g　　D. 10 g、20 g、30 g

17. 学龄前儿童活泼好动，体内糖原储备又有限，故每天可（　　）加餐。

A. 1 次　　B. 2 次　　C. 3 次　　D. 不需要

18. 如果产妇授乳期的膳食为下列食品中的（　　），则不能满足机体的营养需要。

A. 榨菜肉丝汤　　B. 骨头汤　　C. 鸡（鸭）汤　　D. 鲫鱼汤

19. 当运动员缺钾，肌肉功能受到影响，运动成绩下降时，（　　）不能为机体补充钾。

A. 水果　　B. 蔬菜　　C. 牛肉　　D. 植物油脂

20. 下列物质中，可降低血液中胆固醇浓度，有利于降血脂、防治动脉硬化的是（　　）。

A. 饱和脂肪酸　　B. 必需脂肪酸　　C. 磷脂　　D. 固醇类

21. 下列食品中，不属于营养强化食品的是（　　）。

A. 核黄素面包　　B. 高钙饼干

C. 人乳化配方奶粉　　D. 膨化薯片

22. 一般认为老年人基础代谢率较青年人低（　　）。

A. 5% ～ 10%　　B. 10% ～ 15%

C. 20% ～ 25%　　D. 25% ～ 30%

23. 运动员日常进食时间应与训练和比赛时间相一致，一般在饭后（　　）小时进行运动。

A. 1　　B. 1.5　　C. 2.5　　D. 3

24. 下列茶饮料中，（　　）具有降低胆固醇的作用，对防治动脉硬化有利。

A. 红茶　　B. 绿茶　　C. 乌龙茶　　D. 紧压茶

## 四、名词解释

1. 平衡膳食

2. 合理营养

3.《中国居民膳食指南》

4. 食谱

5. 食谱编制

6. 食品营养强化

7. 营养强化食品

8. 营养强化剂

9. 保健食品

## 五、简答题

1. 营养食谱的设计方法是什么?

2. 营养食谱的设计原则是什么?

3. 青少年的膳食有什么要求?

4. 孕妇孕期的营养有哪些要求?

5. 老年人的膳食有哪些要求?

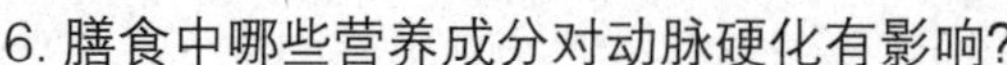

6. 膳食中哪些营养成分对动脉硬化有影响?

7. 常见的营养强化食品有哪些?

8. 中国居民平衡膳食宝塔共分几层？请标出每层代表的食物种类及数量。

## 六、论述题

1. 试述《中国居民膳食指南》的主要建议。

2. 试述我国居民膳食结构的特点，并简要说明它存在哪些优点和缺点。

3. 试述我国居民膳食营养改进的方向。

## 七、计算题

1. 某脑力劳动者每日需要 10.04 MJ（2 400 kcal）的能量，若三种产能营养素占总能量的比例取蛋白质 15%、脂肪 25%、碳水化合物 60%，请计算该劳动者对三种产能营养素的每日需要量和每餐需要量。

2. 某女教师早餐吃了 1 个鸡蛋、250 g 牛奶，假如再配以 100 g 油菜，她还应该吃多少主食?

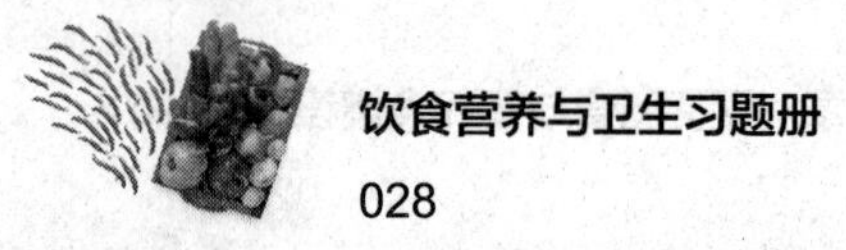



## 八、实践题

请为一名女中学生设计一日食谱。

# 第四章 合理烹饪

## 一、填空题

1. 挂糊、上浆、勾芡是利用了淀粉的__________。

2. 红烧类菜肴的酱红色是利用了蔗糖的______________。

3. 淀粉在酶、酸和热的作用下，可发生________现象。

4. 在正式加热前利用焯水除去________，可使蔬菜的 pH 值接近中性。

5. 煎鸡蛋时，鸡蛋中蛋白质的变化是典型的________作用。

6. 蛋白质热变性常表现为________、________及明胶的生成等。

7. 荤白汤所用的原料一定是富含________和________的动物性原料。

8. 淀粉可分为直链淀粉和____________。

9. 蔬菜中营养素损失的程度，取决于所采用的__________和__________。

10. 烹制菜肴时适当加点________会保护维生素，减少维生素的________破坏。

11. 食用油脂在水中加热时，主要发生__________，生成甘油和__________。

12. 烹调叶菜类蔬菜时宜采用________的方法。

## 二、判断题

1. 制汤时，加盐过早会使原料中的蛋白质凝固速度加快，不利于含氮浸出物的溶出。 (　　)

2. 明胶是胶原分子的热分解产物，它可溶于任何温度的水。 (　　)

3. 制作酸奶的主要原理是酸促蛋白质变性。 (　　)

4. 粉丝、粉皮是利用淀粉的热变性作用制成的。 (　　)

5. 高温烹饪时，将主料用鸡蛋清或干、湿淀粉上浆加以保护，可防止蛋白质过度变性。 (　　)

6. 蛋白质凝固程度与自身含水量无关。 (　　)

7. 制汤要选用富含蛋白质和脂肪、新鲜无异味的动物性原料。 (　　)

8. 合理营养的基本前提是食品符合卫生条件。 (　　)

9. 蛋白质水解与蛋白质变性时结构相同。 (　　)

10. 蛋白质变性必然引起沉淀。 ( )

11. 淀粉在热水中会发生糊化现象。 ( )

12. 在制作面食时用酵母发酵可以保护和增加 B 族维生素。 ( )

13. 烹饪加工过程中最易遭到破坏的营养素是蛋白质。 ( )

14. 烹饪加工中，蔬菜先洗后切有利于营养素的保留。 ( )

15. 含草酸的蔬菜要焯水后再食用，因为草酸不能被人体吸收。 ( )

16. 旺火急炒可以减少维生素 C 的损失。 ( )

17. 炒、爆加热时间短，是保存营养素最好的烹调方法。 ( )

18. 煎、炸、烘烤等烹调方法对食物中的营养素破坏不大。 ( )

19. 烹饪过程中，可以根据颜色来判断肉的成熟程度。 ( )

20. 烹制豆芽时，适当加醋可使豆芽坚挺，防止维生素 C 被氧化。 ( )

21. 蛋白质的变性作用以热变性作用为主，但同时也会发生盐变性作用和酸、碱变性作用。 ( )

22. 将鸡蛋摊成蛋皮后包卷荤素馅心，其营养价值更高。 ( )

23. 蹄筋、鱼皮、鱼翅等鲜味较足，不能再配以优质的蛋白质原料。 ( )

24. 在煮鸡蛋、肉丝滑油、煎鱼的过程中，食物中的蛋白质发生了凝固变性。 ( )

25. 绿叶蔬菜受热后变为暗绿色或绿褐色，这是由于叶绿素受热后形成了脱镁叶绿素。 ( )

26. 饴糖中的乳糖受热时常出现不同的色泽变化，因此饴糖可以用来改进食品的色泽，并且可使烤鸭的表皮发脆。 ( )

27. 焖的时间长短同营养素损失的多少成正比。 ( )

28. 勾芡会增加营养素的损失。 ( )

29. 炒菜时过早放盐，会使蔬菜中的维生素和无机盐损失过多。 ( )

## 三、单项选择题

1. 在烹饪加工时，食物中最易损失的维生素是 ( )。

A. 维生素 $B_1$　　B. 维生素 $B_2$　　C. 维生素 C　　D. 维生素 E

2. 下列烹调方法中，能使维生素损失较少的是 ( )。

A. 炸　　B. 炒　　C. 烤　　D. 熏

3. 原料在加热过程中损失最多的营养素是 ( )。

A. 无机盐　　B. 动物胶　　C. 蛋白质　　D. 脂类

4. 烹制蔬菜时加入少量的 ( ) 有利于保护维生素。

A. 碱　　B. 盐　　C. 醋　　D. 味精

5. 在烹调加热时，食用油脂及（　　）最易发生氧化作用。

A. 糖　　B. 维生素　　C. 蛋白质　　D. 无机盐

6. 将烹制好的蔬菜再回锅加热，损失最多的营养素是（　　）。

A. 蛋白质　　B. 脂肪　　C. 维生素　　D. 碳水化合物

7. 鸡蛋加热后由液体变为固体是因为蛋白质（　　）。

A. 物理性质发生改变　　B. 化学性质发生改变

C. 渗透压下降　　D. 发生分解

8. 淀粉用于勾芡，主要是利用淀粉的（　　）作用。

A. 水解　　B. 分解　　C. 糊化　　D. 合成

9. 下列食品中，营养素被破坏最多的是（　　）。

A. 原汤面　　B. 烙饼　　C. 炸油条　　D. 蒸馒头

10. 生食蔬菜可以减少维生素的损失，但缺点是（　　）。

A. 性寒凉　　B. 不卫生　　C. 消化吸收率低　　D. 苦味重

11. 淘米过度或煮稀饭加碱很容易使（　　）被破坏。

A. 维生素 E　　B. 维生素 C　　C. 维生素 $B_1$　　D. 维生素 A

12. 如果油炸温度过高，（　　）会发生聚合变性。

A. 蛋白质　　B. 脂肪　　C. 维生素　　D. 无机盐

13. 加热动物性原料时，一般温度在（　　）℃时其蛋白质即可凝固。

A. 20　　B. 45　　C. 55　　D. 9

14. 将土豆放入热水中煮熟，维生素 C 可以保存（　　）。

A. 30%　　B. 60%　　C. 90%　　D. 100%

15. 原料焯水后，不要挤去汁水，以防止（　　）大量流失。

A. 水分　　B. 蛋白质　　C. 植物酸　　D. 水溶性维生素

16. 加工烹制谷类食物时，（　　）可减少其无机盐和维生素的损失。

A. 加工精细　　B. 搓洗干净　　C. 加碱　　D. 蒸制

17. 蔬菜炒熟后放置 1 小时、2 小时，维生素 C 的损失率分别为（　　）。

A. 0、0　　B. 5%、10%　　C. 10%、14%　　D. 20%、30%

18. 烹调加热过程中，维生素的损失由多到少的顺序为（　　）。

A. 维生素 C ＞维生素 $B_1$ ＞维生素 $B_2$ ＞其他 B 族维生素＞维生素 A ＞维生素 E ＞维生素 D

B. 维生素 $B_2$ ＞维生素 $B_1$ ＞维生素 C ＞其他 B 族维生素＞维生素 A ＞维生素 E ＞维生素 D

C. 维生素 A > 维生素 E > 维生素 D > 维生素 C > 维生素 $B_1$ > 维生素 $B_2$ > 其他 B 族维生素

D. 维生素 C > 维生素 A > 维生素 E > 维生素 D > 维生素 $B_1$ > 维生素 $B_2$ > 其他 B 族维生素

19. 蒸制食品时采用（　　）上笼法，维生素损失最少。

A. 大火、冷水　　B. 微火、沸水　　C. 大火、沸水　　D. 微火、冷水

## 四、名词解释

1. 合理烹饪

2. 蛋白质的热变性作用

3. 淀粉的糊化作用

4. 蔗糖的焦糖化作用

## 五、简答题

1. 合理烹饪有什么意义?

2. 蛋白质的热变性有哪些表现?

3. 在烹饪过程中，维生素损失的原因有哪些?

4. 烹饪对蔬菜中的营养素有什么影响?

5. 使营养素损失少的烹调方法主要有哪些?

## 六、论述题

1. 什么是合理的烹饪加工措施?

2. 在烹饪过程中应如何对原料进行科学切配？

3. 蒸米饭和捞米饭哪种制作方法更科学？为什么？

# 第五章　食品卫生学基础知识

一、填空题

1. 按微生物的细胞结构不同，可将其分为________型微生物、原核细胞型微生物和________型微生物三类。

2. 微生物在自然界中主要分布在土壤、________和________中。

3. 常见的提高渗透压的方法是________和________。

4. 食品污染按性质不同，可分为________性污染、________性污染和放射性污染三类。

5. 食品添加剂污染属于________污染。

6. 根据微生物最适宜生长温度的不同，可将其分为________微生物、________微生物和嗜热微生物三类。

7. 预防食品腐败变质的措施，主要是消除和减少________的污染、抑制________的生长繁殖及抑制________的作用。

8. 食品细菌可分为________细菌、____________细菌和非致病性细菌。

9. 食品的腐败变质是自身因素、________和________因素三者相互影响、互为条件、共同作用的结果。

10. 引起食品腐败变质的微生物以非致病性的腐败细菌为主，________和________次之。

11. 油脂长时间储存产生哈喇味儿，是一种________现象。

12. 影响微生物生长繁殖的化学物质包括________、________及各种杀菌剂、________和植物杀菌素等。

13. 生物性污染主要包括________、寄生虫及________、昆虫等造成的污染。

14. 控制食品腐败变质所用的高温法主要有高温灭菌法和__________法。

15. 金属毒物污染主要来源于工业“三废”，即废水、________和________。

16. 肉松、鱼松、果干、木耳、脱水蔬菜等食品是利用________延长保质期的。

17. 食品受污染后的危害表现为具有“三致”作用，即________、致癌和________作用。

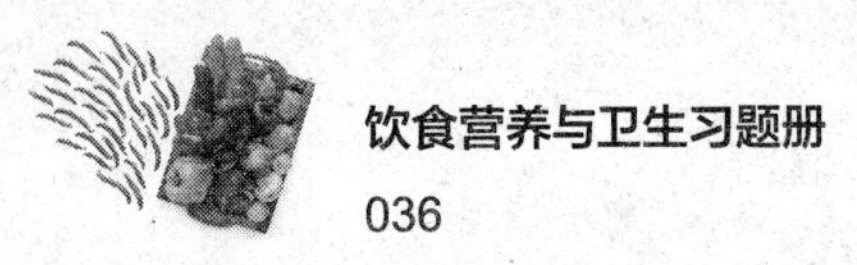



## 二、判断题

1. 低温对微生物的生长起促进作用，例如，冷藏方法就是利用低温可促进微生物生长的原理来储藏食品的。 （ ）

2. 引起食品腐败变质的因素有很多，酶是导致食品腐败变质的根本原因。（ ）

3. 食品行业一般使用紫外线杀菌灯照射对空气或食品表面进行消毒。 （ ）

4. 腐败、霉变是常见的食品腐败现象，变色不属于食品腐败。 （ ）

5. 食品腐败变质与微生物有关，与温度无关。 （ ）

6. 赤酵母可以产生色素，使食品变红。 （ ）

7. 酶在适宜的条件下有催化作用，可以促使食品成熟，美化食品风味。 （ ）

8. 向食品中加入食盐形成高渗环境，可彻底杀灭食品中存在的所有微生物。 （ ）

9. 引起禽肉腐败变质的主要原因是各种微生物的侵害。 （ ）

10. 将经过低温储藏的食品再次放置于常温环境中，微生物不能恢复生长。 （ ）

11. 使用巴氏消毒法可杀灭大部分微生物，达到完全灭菌的效果。 （ ）

12. 脂肪存放过程中出现变质是发生了败坏现象。 （ ）

13. 巴氏消毒法常用于牛奶、酱油、果汁、啤酒及其他饮料的消毒。 （ ）

14. 只要在制作食品时加入食糖，就可以达到长期保存的目的。 （ ）

15. 蔬菜和水果的腐烂大多与在 pH 值较低、温度较高的条件下繁殖生长的霉菌和酵母菌有关。 （ ）

## 三、单项选择题

1. 烹饪中常用的葱、姜、蒜中都含有（ ），该化合物对微生物有灭杀和抑制作用。

A. 植物杀菌素　B. 龙葵素　C. 豆素　D. 皂素

2. 不是通过污染食品从而危害人体健康的寄生虫是（ ）。

A. 囊虫　B. 蛔虫　C. 血吸虫　D. 肝吸虫

3. 一般认为，蔬菜、水果变质的表现是（ ）。

A. 酸败　B. 腐败　C. 油臭　D. 腐烂

4. 酱油在夏季会长醭，这是（ ）。

A. 微生物繁殖的结果　B. 由于酱油中的杂质浮起

C. 由于空气的氧化作用　D. 以上都不是

5. 盐腌制品具有独特的风味，制作时加盐量一般为（ ）。

A. 2% ~ 3%　　B. 10% ~ 15%　　C. 20% ~ 30%　　D. 50%

6. 糖渍是改善食品风味的一种加工方法，食糖的浓度必须达到（　　），防腐保藏的作用才可靠。

A. 10% ~ 15%　　B. 20% ~ 30%　　C. 50%　　D. 60% ~ 65%

7. 细菌属于（　　）型微生物。

A. 非细胞　　B. 原核细胞　　C. 真核细胞　　D. 细胞

8. 下列选项中，对微生物的活动没有影响的是（　　）。

A. 温度　　B. 辐射　　C. 化学物质　　D. 机械力

9. 腌菜必须腌透，至少腌制（　　）再食用，并应注意食盐用量和存放条件。

A. 2 天以上　　B. 7 天以上　　C. 15 天以上　　D. 1 年以上

## 四、名词解释

1. 微生物

2. 正常菌群

3. 食品腐败变质

4. 食品污染

## 五、简答题

1. 影响微生物生长繁殖的因素有哪些?

2. 根据微生物对氧气的需求以及微生物的适应温度，可分别将微生物分为哪几类?

3. 食品腐败变质的原因有哪些? 主要原因是什么?

4. 夏天的食品容易腐败变质，而将食品放入冰箱冷藏几天后也会变质，为什么?

## 六、论述题

1. 试述食品污染的分类及预防措施。

2. 试述食品化学性污染的原因及危害。

3. 如何预防食品中硝酸盐的污染?

4. 如何预防食品的腐败变质?

# 第六章　烹饪原料的卫生

## 一、填空题

1. 污染谷类、豆类的微生物主要是________和________。

2. 鉴定蛋类质量可采用__________法和灯光透视法。

3. 巴氏消毒法分为低温长时间消毒法、______________法和超高温瞬时消毒法三种。

4. 罐头食品的胖听可分为物理性胖听、________性胖听和________性胖听三类。

5. 豆类原料的卫生问题主要是____________、仓储害虫、化学性有毒物质污染和____________等。

6. 蔬菜、水果的卫生问题主要包括____________、农药污染、____________和寄生虫虫卵的污染。

7. 蔬菜、水果一般采用________的储存方法。

8. 肉类食品包括畜类和禽类的________、________及其制品。

9. 乳类的卫生问题主要是______________的问题。

10. 按鲜肉的新鲜程度，可将其分为________、次鲜肉和________三类。

11. 油脂的卫生问题主要是________________和储存过程中的________。

12. 目前常见的鲜奶包装有玻璃瓶、________和涂膜夹层纸。

13. 根据酒的制造方法不同，可把酒类分为________、蒸馏酒和________三类。

## 二、判断题

1. 酱油主要的卫生问题是微生物的污染。（　　）

2. 蛋粉属于蛋制品，冰蛋不属于蛋制品。（　　）

3. 罐头的保存期一般自生产日期起，铁皮罐头为一个月，玻璃罐头为半年。（　　）

4. 加工性食品包括油脂类食品、糕点、饮料、罐头、调味品和酒类食品等。（　　）

5. 在生产豆芽时，可适量添加尿素以提高其生长速度。（　　）

6. 散黄蛋中已有微生物侵入，并将蛋黄膜分解。（　　）

7. 牛奶中的葡萄糖可被乳酸菌分解产生乳酸，这是牛奶容易变酸的原因。（　　）

8. 谷类变质的主要原因是微生物的污染。（　　）

9. 用灯光透视，可见陈蛋气室增大。（　　）

10. 罐头食品出现瘪罐一般为真空度过高、装量不足或机械碰撞所致，不影响食用。（　　）

11. 鱼体表面、鳃和肠道中都有一定数量的细菌。（　　）

12. 油脂是常温下呈液态的脂和常温下呈固态的油的统称。（　　）

13. 调味品是指能调节食品色、香、味等感官性状的食品，包括咸味剂、甜味剂、酸味剂、鲜味剂及辛香剂等。（　　）

14. 当温度在 1 ~ 5 ℃，相对湿度在 85% ~ 97% 时，鲜蛋可保存 10 个月。（　　）

15. 干酪含有丰富的蛋白质、脂肪、钙、硫及多种维生素。（　　）

16. 乳粉可分为全脂乳粉和脱脂乳粉。（　　）

17. 鲜奶的运送和储存容器以不锈钢制品为佳，并应做好彻底清洗消毒工作。（　　）

18. 夏季送奶时，应有降温设备。瓶装奶出库后，应在 12 小时内送给用户。（　　）

19. 豆类的水分含量与其加工储藏方式有密切的关系。（　　）

## 三、单项选择题

1. 储存谷类时，为减少微生物生长繁殖和谷类本身的代谢活动，应将其水分控制在（　　）。

A. 12% ~ 14%　　B. 20% ~ 22%　　C. 28% ~ 30%　　D. 50%

2. 某种食品被细菌污染，菌体却因脱水而不能正常生长繁殖，该食品很可能是（　　）食品。

A. 干燥　　B. 有防腐剂　　C. 酸渍　　D. 盐腌

3. 关于糕点，下列说法错误的是（　　）。

A. 糕点的主要原料有面粉、油脂、糖、乳、蛋等

B. 糕点不属于加工性食品

C. 糕点原料中的乳、蛋加工前应经巴氏消毒或煮沸消毒

D. 糕点营养丰富，适宜微生物的繁殖，应注意其卫生问题

4. 对于油脂经过高温加热，尤其是反复加热可能发生的变化，下列描述中不正确的是（　　）。

A. 能量供给量降低　　　　　　　　B. 必需脂肪酸和维生素遭到破坏
C. 消化率提高　　　　　　　　　　D. 形成有毒聚合物

5. 下列食品中，不属于蛋制品的是（　　）。
A. 松花蛋　　B. 糟蛋　　C. 鸡蛋汤　　D. 蛋粉

6. 食品干燥储藏法主要排除了微生物赖以生存的（　　）。
A. 蛋白质　　B. 温度　　C. 气体　　D. 水

7. 下列选项中，不是按照食醋制作方法来分类的是（　　）。
A. 普通米醋　　B. 熏醋　　C. 老陈醋　　D. 糖醋

8. 冰蛋和蛋粉的主要卫生问题是（　　）。
A. 沙门氏菌污染　　B. 病毒污染　　C. 放线菌污染　　D. 衣原体污染

9. 黄曲霉毒素主要危害人的（　　），诱发癌症。
A. 肺　　B. 肝脏　　C. 肾脏　　D. 心脏

## 四、名词解释

1. 加糖炼乳

2. 脱脂乳粉

3. 干酪

4. 奶油

5. 蛋制品

6. 油脂

7. 调味品

## 五、简答题

1. 食品需要符合哪些卫生要求?

2. 蔬菜、水果的卫生问题包括哪些方面?

3. 豆类的卫生问题主要是什么?

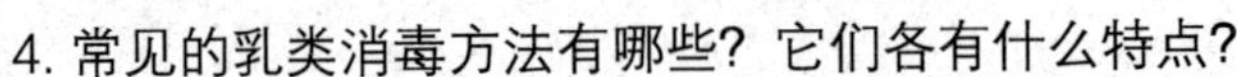

4. 常见的乳类消毒方法有哪些？它们各有什么特点？

5. 鲜蛋的保存方法有哪些？

6. 水产品主要存在哪些卫生问题？

7. 油脂存在的卫生问题主要有哪些？

8. 防止高温加热油脂产生毒性的措施是什么？

## 六、论述题

1. 试述酒类存在的卫生问题及其预防措施。

2. 鱼类应如何进行保鲜?

3. 罐头食品存在的卫生问题有哪些? 如何预防?

## 七、填表题

在表中空白处填写相应的禽肉新鲜度检验标准（采用感官检验法）。

| 指标 | 新鲜肉 | 次鲜肉 | 变质肉 |
|---|---|---|---|
| 眼球 | | | |
| 色泽 | | | |
| 黏度 | | | |
| 弹性 | | | |
| 气味 | | | |
| 肉汤 | | | |

# 第七章　食源性疾病

## 一、填空题

1. 按致病物质不同，食物中毒一般分为________食物中毒、有毒动植物食物中毒、__________________食物中毒和化学性食物中毒四类。

2. 河豚中毒多发生在________季，主要由________引起。

3. 传染病的流行需要三个基本条件，即当地有________，有适宜病毒、寄生虫传播的途径，以及有__________。

4. 副溶血性弧菌食物中毒主要由______________引起，主要原因是烹调时未__________。

5. 畜肉常见的寄生虫病有________和________。

6. __________是目前已知的最强烈的化学致癌物。

7. 将陶瓷制品作为食品容器时应防止________和________的溶出。

8. 食物过敏的影响因素很多，主要因素有__________、__________、喂养和辅食添加情况以及吸烟情况等。

9. ________引起的食物中毒在细菌性食物中毒中最为常见。

10. 副溶血性弧菌是一种嗜盐弧菌，在________中广泛分布，我国________地区发生此类食物中毒较多。

11. 引起组胺中毒的鱼大多是海水鱼中的__________鱼类。

12. 细菌性食物中毒具有明显的________性，其病例数几乎占食物中毒病例总数的________，是食物中毒中最普遍、最常见的一种。

13. 表皮有褐色或黑色斑点的番薯（或白薯、红薯），是受到________污染所致。

14. 化学性食物中毒包括________、________和其他有毒化学物质引起的食物中毒。

15. 发芽马铃薯中的有毒成分是__________。

## 二、判断题

1. 食物中毒以慢性毒害为主要特征。（　　）

2. 过敏体质者食用某食物后发生疾病，属于食物中毒现象。（　　）

3. 食物中毒具有传染性。（　）

4. 肉毒鱼类的肌肉或内脏含有雪卡毒素。（　）

5. 食物中毒常常表现为恶心、呕吐、腹痛、腹泻等消化道症状。（　）

6. 蛔虫病是由蛔虫寄生于人体大肠内引起的一种常见的寄生虫病。（　）

7. 在食物中毒中，沙门氏菌属食物中毒的潜伏期为 12 ～ 24 小时。（　）

8. 鲜黄花菜中毒常表现为恶心、呕吐、头晕、腹痛、腹泻、口渴、喉干等症状。（　）

9. 引起四季豆中毒的物质有两种，一种是皂素，另一种是豆素。（　）

10. 河豚味道鲜美且无毒，是我国居民常食的一种鱼类。（　）

11. 死鲐鱼不能食用，因为鱼体内组胺有毒。（　）

12. 洗胃可以彻底清除胃黏膜皱襞内尚未被吸收的残毒。（　）

13. 母乳喂养时间过短或辅食添加不当都与食物过敏关系密切。（　）

14. 鱼胆有清热解毒、明目、止咳平喘的功效。（　）

15. 铅中毒多为急性中毒。（　）

16. 食物中过量的亚硝酸盐具有致癌作用。（　）

17. 食物中 50% 的过敏原是蛋白质，但并非所有蛋白质都会引起过敏反应。（　）

18. 排除胃肠道内未被吸收的有毒食物的过程可分为催吐、洗胃、灌肠及导泻。（　）

19. 鱼类中常见的寄生虫有肝吸虫和蛲虫两种。（　）

20. 不能使用含铅的金属容器盛装酒类。（　）

21. 河豚卵巢和肝脏的毒性最强，其次为肾脏、血液、眼睛、鳃和皮肤。（　）

22. 将饮用水消毒的主要目的是除去水中的有毒物质。（　）

23. 易引起沙门氏菌属食物中毒的食物是植物性食物。（　）

24. 在治疗疾病时不能随意吞服鱼胆，在烹调时要将鱼胆去除，以防中毒。（　）

25. 引起氢氰酸中毒的常见食物有木薯和各种果仁，如杏仁、桃仁、李子仁、枇杷仁、樱桃仁等。（　）

## 三、单项选择题

1. 毒蕈的有毒成分分为四种，即（　）。

A. 原浆毒素、神经毒素、胃肠毒素和溶血素

B. 原浆毒素、神经毒素、胃肠毒素和雪卡毒素

C. 原浆毒素、神经毒素、胃肠毒素和龙葵素

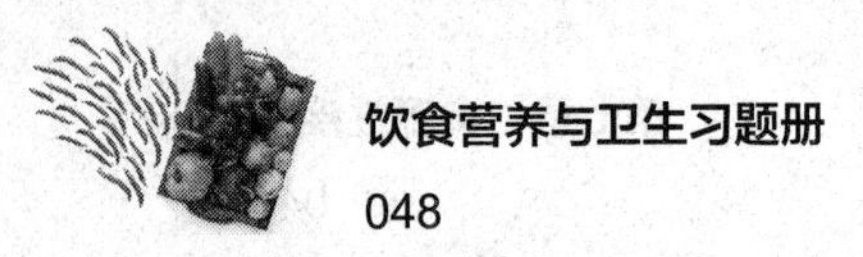



D. 原浆毒素、神经毒素、豆素和雪卡毒素

2. 鲜黄花菜的有毒成分是（　　）。

A. 皂素　　B. 雪卡毒素　　C. 原浆毒素　　D. 二秋水仙碱

3. 食用苦杏仁可能发生中毒，引起中毒的物质是（　　）。

A. 豆素　　B. 皂素　　C. 氢氰酸　　D. 水仙碱

4. 锌的中毒剂量为（　　）g。

A. 0.1 ~ 0.2　　B. 0.2 ~ 0.4　　C. 0.5 ~ 1.0　　D. 0.5 ~ 2.0

5. 下列情况中，可引起食物中毒的是（　　）。

A. 酗酒　　B. 吃生柿子

C. 喝未煮熟的豆浆　　D. 喝农药

6. 放置时间较长、保管不善的（　　）中易产生黄曲霉毒素，不能食用。

A. 水果　　B. 肉类　　C. 花生仁　　D. 蔬菜

7. 下列鱼类中，不属于胆毒鱼类的是（　　）。

A. 青鱼　　B. 草鱼　　C. 鲤鱼　　D. 带鱼

8.“米猪肉”中的虫卵是（　　）。

A. 蛔虫卵　　B. 旋毛虫卵　　C. 绦虫卵　　D. 线虫卵

9. 喜食生鱼的人患（　　）的概率较高。

A. 肺吸虫病　　B. 肝吸虫病　　C. 绦虫病　　D. 姜片虫病

10. 喜食醉蟹的人患（　　）的概率较高。

A. 肺吸虫病　　B. 肝吸虫病　　C. 绦虫病　　D. 蛔虫病

11. 水生植物如菱角、荸荠等可能有（　　），不宜生食。

A. 蛔虫卵　　B. 肝吸虫　　C. 姜片虫囊蚴　　D. 绦虫卵

12. 下列鱼类中，血液中有毒的是（　　）。

A. 花斑裸胸鳝　　B. 黄鳝　　C. 鲤鱼　　D. 带鱼

13. 下列食物中，含有植物凝血素的是（　　）。

A. 四季豆　　B. 杏仁　　C. 鲜黄花菜　　D. 发芽马铃薯

14. 新腌制的蔬菜在第（　　）天时亚硝酸盐含量最高。

A. 1 ~ 2　　B. 2 ~ 4　　C. 7 ~ 8　　D. 9 ~ 10

15. 食物过敏最主要的影响因素是（　　）。

A. 遗传因素　　B. 喂养情况　　C. 孕期饮食　　D. 吸烟

16. 成年人摄入 0.01 mg（　　）毒素就可以致命。

A. 沙门氏菌　　B. 嗜盐弧菌　　C. 葡萄球菌　　D. 肉毒

17. 下列食物中，不属于高致敏性食物的是（　　）。

A. 花生　　B. 牛奶　　C. 海鲜　　D. 番茄

18. 发生食物中毒时，应详细了解病人发病前（　　）小时内进食的各类食物。

A.1 ~ 2　　B. 2 ~ 8　　C. 4 ~ 12　　D. 24 ~ 48

19. 以下食物中，（　　）不属于拮抗剂，无法阻止食物中毒患者吸收毒物。

A. 纯净水　　B. 牛奶　　C. 豆浆　　D. 蛋清

## 四、名词解释

1. 食源性疾病

2. 食物中毒

3. 细菌性食物中毒

4. 化学性食物中毒

5. 霉菌毒素中毒症

6. 传染病

7. 食物过敏

## 五、简答题

1. 食物中毒有哪些特点?

2. 食物中毒分为哪几类?

3. 常见的细菌性食物中毒有哪些?

4. 常见的食物传染病有哪些?

5. 食物过敏的防治措施有哪些?

6. 鱼类常见的寄生虫病有哪些?

7. 常见肠道寄生虫病有哪些?

8. 如何预防鱼类组胺中毒?

## 六、论述题

1. 用四季豆、鲜黄花菜、发芽马铃薯烹制菜肴时，应如何进行加工处理?

2. 试述食物中毒调查处理的程序。

3. 发生食物中毒时，应如何对食物中毒患者进行急救?

# 第八章 饮食卫生管理

一、填空题

1. 食品行业中的_________是保证食品卫生质量的关键。

2. 餐具清洗消毒必须严格按照________、二刷、________、四消毒的顺序操作。

3. 食品生产经营人员凡检出患有“五病”者，须立即________，禁忌证患者及时调离率应为________。

4. 食品卫生“五四”制中，环境卫生方面采取的“四定”为定人、定物、_________和_________。

5. 食品行业人员每年应进行________次健康检查，凡患有痢疾、________、____________、活动性肺结核、化脓性皮炎及其他有碍食品卫生的疾病的人员，不得从事接触入口食品的工作。

6. 食品行业从业人员必须取得卫生监管机构签发的________方可参加工作。

7. 根据《中华人民共和国食品安全法》，县级以上地方人民政府实行食品安全________责任制。

8. 常用的消毒方法分为煮沸消毒、________消毒和________消毒三种。

9. 环境卫生是指工作室内、外及其四周环境的卫生，包括场地设置卫生、__________、餐厅卫生、储藏室卫生及__________等。

10. 厨房、餐厅与辅助间之间的面积比例以________为宜。

11. 防止烫伤要做到“三防”，一是防止被锅勺烫伤，二是防止______________，三是防止油烫伤手。

12. 食品应当分类、________、隔离、________存放，并定期检查处理变质或______________的食品。

13. 食品生产经营者应当建立并执行从业人员__________制度。

14. 厨房洗手池水龙头数应相当于上班最多人数的________，最好采用________式开关龙头，还应设有员工洗手消毒池。

15. ________食品冷藏时要分开存放，设备要定期清洗。

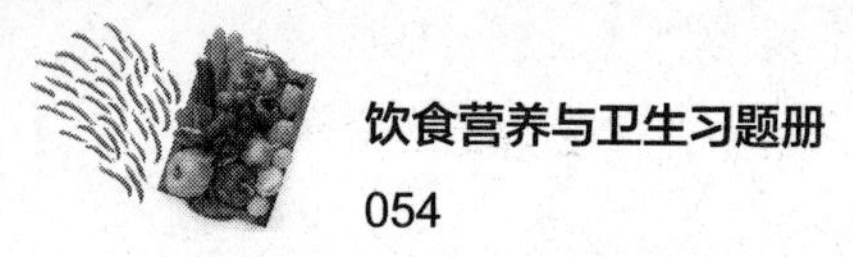



## 二、判断题

1. 饮食业经营者必须先取得健康证方可向市场监督管理部门申请登记。 (  )

2. 清洁完毕的餐具、茶具应立即放于干净的橱柜内，防止再次被污染。 (  )

3. 食品卫生“五四”制中，个人卫生要做到“四勤”，即勤洗手剪指甲、勤洗澡理发、勤洗衣服被褥、勤洗脚。 (  )

4. 食具消毒之前不必清洗。 (  )

5. 加工生料和熟食的刀、墩、案等要分开使用。 (  )

6. 餐具消毒时，最好的物理消毒方法是蒸汽消毒法。 (  )

7. 我国食品安全监督管理法制建设首先从地方开始，然后进行了全国性的食品安全法规建设。 (  )

8. 热制凉食菜肴采用植物性烹饪原料较多。 (  )

9.《中华人民共和国食品安全法》体现了风险防控、风险分析、预防性、社会共治四大原则。 (  )

## 三、单项选择题

1. 食品安全的监督管理主要包括两方面的内容，即 (  )。

A. 行为规范和法制管理　　B. 道德规范和法制管理

C. 日常规范和法制管理　　D. 道德规范和民主管理

2. 常用的消毒方法不包括 (  ) 消毒。

A. 喷雾　　B. 煮沸

C. 蒸汽　　D. 消毒剂

3. 我国禁止使用 (  ) 作为容器，也不提倡用铜制品作为容器和炊具。

A. 铅制品和锡制品　　B. 铁制品和锡制品

C. 锡制品和银制品　　D. 铅制品和铁制品

4. 食品行业中的 (  ) 是保证食品卫生质量的关键。

A. 清洗工作　　B. 设备设施

C. 规章制度　　D. 消毒工作

5. 厨房和餐厅总面积 (以就餐高峰时进餐人数计算) 每人折合 (  ) $m^2$ 为宜。

A. 0.5 ~ 1.0　　B. 1.0 ~ 1.2

C. 1.2 ~ 1.5　　D. 1.5 ~ 2.0

## 四、简答题

1.《中华人民共和国食品安全法》监督管理的范围是什么?

2. 烹饪原料初加工的卫生要求有哪些?

3. 饮食业对员工个人卫生方面有哪些要求?

4. 饮食业的卫生制度有哪些?

5. 食品行业从业人员到新工作地后，可免除身体检查和卫生培训吗？为什么?

## 五、论述题

1.《中华人民共和国食品安全法》有哪些特点?

2. 试述食品卫生“五四”制的基本内容。

3. 饮食业卫生知识培训制度包括哪些内容?

# 模拟测试题 1

## 一、填空题（每空 1 分，共 10 题，共 15 分）

1. 人类膳食中最基本和最丰富的碳水化合物是________。

2. 根据蛋白质营养价值的高低，可将蛋白质分为完全性蛋白质、________蛋白质和________蛋白质三类。

3. 营养素包括碳水化合物、________、________、水、维生素和无机盐六类。

4. 缺乏维生素 D 可致婴儿患________病。

5. ________的含量是果蔬营养价值的重要标志。

6. 常用的营养食谱设计方法有________和________。

7. 根据脂类的结构及功能不同，一般可将其分为________、磷脂和________三类。

8. 引起组胺中毒的鱼大都是海水鱼中的________鱼类。

9. 肉松、鱼松、果干、木耳、脱水蔬菜等食品是利用________法延长保质期的。

10. 畜肉常见的寄生虫病有________和________。

## 二、判断题（每题 1 分，共 15 题，共 15 分）

1. 对食物的质量应从营养和感官性状两个方面来评价。（　　）

2. 饮食业经营者必须先取得健康证方可向市场监督管理部门申请登记。（　　）

3. 人体自身不能合成胆固醇，只能通过吃动物性食物获得。（　　）

4. 人可通过晒太阳获得维生素 D。（　　）

5. 饴糖的主要成分是蔗糖。（　　）

6. 鲜黄花菜中毒常表现为恶心、呕吐、头晕、腹痛、腹泻、口渴、喉干等症状。（　　）

7. 维生素 A 缺乏症的典型症状为夜盲症和坏血病等。（　　）

8. 构成人体无机盐的常量元素主要有钙、镁、钾、钠、磷、氯、硫 7 种。（　　）

9. 打鸡蛋清使其起泡成形，不属于蛋白质变性。（　　）

10. 使用巴氏消毒法可杀灭食品中所有的微生物，达到完全灭菌。（　　）

11. 白菜含有丰富的维生素 C 及钙、磷。（　　）

12. 牛奶、鸡蛋和水果中都含有乳糖。 (　　)
13. 蔬菜宜先切后洗，这样不仅干净，而且维生素保存率高。 (　　)
14. 吃大豆过多易引起肠胀气，这是因为大豆蛋白质含量过高。 (　　)
15. 重体力劳动者的能量补充来源主要是富含碳水化合物的食物。 (　　)

## 三、单项选择题（每题2分，共10题，共20分）

1. 根据我国居民的饮食习惯，我国居民最重要的能量来源是（　　）。
A. 蛋白质　　B. 脂肪　　C. 碳水化合物　　D. 维生素
2. 下列食物中，富含维生素 $B_1$ 的一组是（　　）。
A. 虾皮、海带、牛奶　　B. 米麦、酵母、芹菜
C. 动物内脏及新鲜绿叶蔬菜　　D. 牛奶、海蜇、虾仁
3. 下列有关微量元素的叙述中，错误的是（　　）。
A. 微量元素是机体所必需的，但需要量很少
B. 微量元素是维持人体生命活动所不可缺少的
C. 微量元素是占人体重量万分之一以下的元素
D. 人体内全部微量元素之和仅占人体重量的 0.01%
4. 下列选项中，（　　）是《黄帝内经》中提出的观点。
A. 五谷为养，五果为助，五畜为益，五菜为充
B. 五畜为养，五谷为益，五果为助，五菜为充
C. 五畜为养，五菜为益，五谷为助，五果为充
D. 五谷为养，五畜为益，五菜为助，五果为充
5. 下列维生素中，（　　）在食物中的含量不高，但人体自身可以合成。
A. 维生素 A　　B. 维生素 $B_1$　　C. 维生素 C　　D. 维生素 D
6. 为防止地方性甲状腺肿，通常把碘加进当地居民的（　　）中。
A. 食盐　　B. 大米　　C. 味精　　D. 饮料
7. 下列烹调方法中，使烹饪原料中的维生素损失较少的是（　　）。
A. 炸　　B. 炒　　C. 烤　　D. 熏
8. 酱油在夏季会长醭，这是（　　）。
A. 微生物繁殖的结果　　B. 由于酱油中的杂质浮起
C. 由于空气的氧化作用　　D. 以上都不是
9. 下列菜肴中，最适合生长发育期的青少年食用的是（　　）。
A. 糖醋排骨　　B. 菠菜豆腐　　C. 油炸鸡腿　　D. 炒青菜
10. 鲜黄花菜和发芽马铃薯的有毒成分分别为（　　）。

A. 龙葵素和皂素　　B. 雪卡毒素和秋水仙碱
C. 二秋水仙碱和龙葵素　　D. 二秋水仙碱和原浆毒素

## 四、名词解释（每题4分，共5题，共20分）

1. 营养

2. 蛋白质的热变性作用

3. 平衡膳食

4. 食品污染

5. 食品卫生学

## 五、简答题（每题5分，共4题，共20分）

1. 成年人所需的必需氨基酸有哪几种?

2. 人体能量的消耗包括哪几个方面?

3. 营养食谱的设计原则是什么?

4. 合理烹饪有什么意义?

## 六、论述题（共1题，共10分）

试述食品卫生“五四”制的基本内容。

# 模拟测试题 2

## 一、填空题（每空 1 分，共 10 题，共 15 分）

1. 海水鱼所含的________有降低血脂和防止血栓形成的作用。

2. 牛奶避光保存可降低________的破坏率。

3. 谷类中的碳水化合物主要是________，集中分布于________中。

4. 维生素按溶解性不同，可分为________维生素和________维生素两类。

5. 制汤时出现的浮沫，主要来自变性后的________及其他物质。

6. 鱼肝是医药工业中制作________和________制剂的重要原料。

7. 罐头食品的胖听分为生物性胖听、________性胖听和________性胖听三类。

8. 按致病物质不同，一般将食物中毒分为细菌性食物中毒、________食物中毒、化学性食物中毒、______________食物中毒四类。

9. 食品污染按其性质不同可分为生物性污染、________性污染和放射性污染三类。

10. ______________和《特定人群膳食指南》对我国居民采用平衡膳食、获取合理营养和促进身体健康提出了指导性建议。

## 二、判断题（每题 1 分，共 15 题，共 15 分）

1. 生喝豆浆更有利于人体吸收其营养成分。（ ）

2. 幼小动物肉的含氮浸出物比成年动物肉的含氮浸出物要少。（ ）

3. 蔬菜的含水量一般为 70%。（ ）

4. 鸡蛋清的蛋白质含量比鸡蛋黄少。（ ）

5. 苹果的钾含量较高，它是心脏病患者理想的食疗食品。（ ）

6. 平衡膳食要求人们将食物粗细搭配，经常吃一些粗粮、杂粮等。（ ）

7. 牛奶所含的营养素比较均衡，可完全满足人体对各类营养素的需要。（ ）

8. 旺火急炒可减少烹饪原料中维生素 C 的损失。（ ）

9. 白酒不仅可为机体提供能量，还能为机体补充维生素、无机盐等其他营养素。（ ）

10. 单一原料的荤菜与素菜配着吃，符合营养膳食的要求。（ ）

11. 中国居民平衡膳食宝塔中建议的各类食物摄入量一般是指食物的生重。（　　）

12. 巴氏消毒法常用于牛奶、酱油、果汁、啤酒及其他饮料的消毒。（　　）

13. 冷藏法利用低温可促进微生物生长的原理储藏食品。（　　）

14. 食物中毒常常表现为恶心、呕吐、腹痛、腹泻等消化道症状。（　　）

15. 制汤时加盐过早，会使原料中的蛋白质凝固速度加快，不利于含氮浸出物的溶出。（　　）

## 三、单项选择题（每题2分，共10题，共20分）

1. 下列食物中，维生素 C 含量最高的一组是（　　）。

A. 梨和苹果　　B. 酸枣和山楂

C. 豆芽和青菜　　D. 西红柿和桃

2. 早餐不容忽视，人们在早餐中除应摄入碳水化合物外，还应重点摄入（　　）。

A. 脂肪　　B. 淀粉　　C. 纤维素　　D. 蛋白质

3. 下列食品中，含膳食纤维最多的是（　　）。

A. 山楂糕　　B. 牛肉　　C. 肉皮冻　　D. 蹄筋

4. 下列食品中，主要用来为烘烤制品上色的是（　　）。

A. 蜂蜜　　B. 饴糖　　C. 糖精　　D. 酱油

5. 利用蛋白质的（　　）可以提高混合食物中蛋白质的营养价值。

A. 互补作用　　B. 变性作用　　C. 强化作用　　D. 凝固作用

6. 下列食品中，营养素被破坏最多的是（　　）。

A. 原汤面　　B. 烙饼　　C. 炸油条　　D. 蒸馒头

7. 将烹调好的蔬菜再回锅加热，（　　）损失最多。

A. 蛋白质　　B. 脂肪　　C. 维生素　　D. 碳水化合物

8. 食物用明火烘烤的时间越长，其表面所含的（　　）就越多。

A. 3，4-苯并芘　　B. 动物胶　　C. 二秋水仙碱　　D. 生物碱

9. 某种食品被细菌污染后，菌体却因脱水而不能正常生长繁殖，该食品很可能是（　　）食品。

A. 干燥　　B. 有防腐剂　　C. 酸渍　　D. 盐腌

10. 下列食物中，含有植物凝血素的是（　　）。

A. 四季豆　　B. 杏仁

C. 鲜黄花菜　　D. 发芽马铃薯

## 四、名词解释（每题4分，共5题，共20分）

1. 营养

2. 食谱

3. 淀粉的糊化作用

4. 食物中毒

5. 食物过敏

## 五、简答题（每题5分，共4题，共20分）

1. 如何利用蛋白质互补作用提高食物的营养价值?

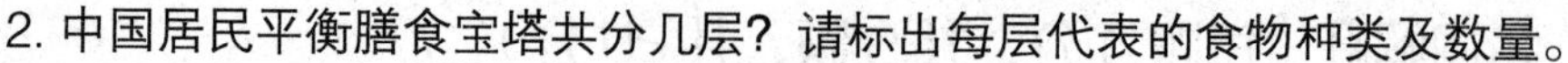

2. 中国居民平衡膳食宝塔共分几层？请标出每层代表的食物种类及数量。

3. 影响微生物生长繁殖的因素有哪些？

4. 合理烹饪加工的措施有哪些？

## 六、论述题（共 1 题，共 10 分）

试述我国居民膳食结构的特点，并简要说明它具有哪些优点和缺点。

# 模拟测试题3

## 一、填空题（每空1分，共10题，共15分）

1. 缺铁时人体易患________症。缺钙时儿童易患________病，成年人易患骨质疏松症。

2. 畜肉常见的寄生虫病有________和__________。

3. 挂糊、上浆和勾芡是利用淀粉的________作用。

4. 在正式加热前利用焯水除去________，可使蔬菜的pH值接近中性。

5. 巴氏消毒法分为低温长时间消毒法、__________法和__________法三种。

6. 引起食品腐败变质的因素有很多，其中______________是导致食品腐败变质的根本原因。

7. 在安排膳食时，酸性食物和________食物应保持一定的比例。

8. 荤白汤所用的原料一定是富含________和________的动物性原料。

9. 餐具清洗消毒必须严格按________、二刷、________、四消毒的顺序操作。

10. 海水鱼所含的________有降低血脂和防止血栓形成的作用。

## 二、判断题（每题1分，共15题，共15分）

1. 蛋白质变性必然引起沉淀。 （ ）

2. 排除胃肠道内未被吸收的有毒食物的过程可分为催吐、洗胃、灌肠及导泻。 （ ）

3. 酱油主要的卫生问题是微生物的污染。 （ ）

4. 散黄蛋中已有微生物侵入，并将蛋黄膜分解。 （ ）

5. 粉丝、粉皮是利用淀粉的热变性作用制成的。 （ ）

6. 在生产豆芽时，可适量添加尿素提高其生长速度。 （ ）

7. 烹饪过程中，可以根据颜色来判断肉的成熟程度。 （ ）

8. 食物中毒以急性毒害为主要特征。 （ ）

9. 蛋类含胆固醇较多，一般每天食用不超过一个为好。 （ ）

10. 膳食纤维不能被人体消化，因此它不是人体必需的营养素。 （ ）

11. 过敏体质者食用某食物后发生疾病，不属于食物中毒现象。（ ）

12. 含草酸的蔬菜要焯水后再食用，这是因为草酸不能被人体吸收。（ ）

13. 绿叶蔬菜受热后变为暗绿色或绿褐色，这是由于叶绿素受热后形成了脱镁叶绿素。（ ）

14. 巴氏消毒法常用于牛奶、酱油、果汁、啤酒及其他饮料的消毒。（ ）

15. 食品行业一般使用紫外线杀菌灯照射对空气或食品表面进行消毒。（ ）

## 三、单项选择题（每题2分，共10题，共20分）

1. 下列元素中，属于微量元素的是（ ）。

A. 铁、硫　B. 硒、磷　C. 镁、钼　D. 碘、锌

2. 下列食物中，含维生素 E 丰富的是（ ）。

A. 水果　B. 蔬菜　C. 植物油脂　D. 肉类

3. 下列营养素中，在口腔中被消化时会发生变化的是（ ）。

A. 淀粉　B. 脂肪　C. 蛋白质　D. 维生素

4. 下列食物中，（ ）不属于拮抗剂，无法阻止食物中毒患者吸收毒物。

A. 纯净水　B. 牛奶　C. 豆浆　D. 蛋清

5. 食品行业中的（ ）是保证食品卫生质量的关键。

A. 清洗工作　B. 消毒工作　C. 规章制度　D. 设备设施

6. 放置时间较长、保管不善的（ ）中易产生黄曲霉毒素，不能食用。

A. 水果　B. 肉类　C. 花生仁　D. 蔬菜

7. 烹饪中常用的葱、姜、蒜中含有有机化合物（ ），该化合物对微生物有灭杀和抑制作用。

A. 植物杀菌素　B. 龙葵素　C. 豆素　D. 皂素

8. 生食蔬菜可以减少维生素的损失，但缺点是（ ）。

A. 性寒凉　B. 不卫生　C. 苦味重　D. 消化吸收率低

9. 正常成年人每天平均应摄入（ ）mL 左右的水，摄入的水与排出的水应基本相等。

A. 500　B. 1 000　C. 2 500　D. 4 000

10. 每日三餐能量分配的合理比例是早餐、午餐、晚餐的能量分别占（ ）。

A. 25%、50%、25%　B. 25%、40%、35%

C. 30%、40%、30%　D. 40%、40%、20%

## 四、名词解释（每题4分，共5题，共20分）

1. 微生物

2. 平衡膳食

3. 食品的腐败变质

4. 蛋白质的互补作用

5. 蔗糖的焦糖化作用

## 五、简答题（每题5分，共4题，共20分）

1. 食物营养价值的影响因素有哪些?

2. 青少年的膳食要求有哪些?

3. 如何预防食品污染?

4. 食物中毒调查处理的程序是什么?

## 六、论述题（共 1 题，共 10 分）

在烹饪过程中应如何对原料进行科学切配?